Daniel Guevara Silveira

Modelo predictivo SEGRAV Modificado en la Materna Crítica

Daniel Guevara Silveira

Modelo predictivo SEGRAV Modificado en la Materna Crítica

Editorial Académica Española

Imprint
Any brand names and product names mentioned in this book are subject to trademark, brand or patent protection and are trademarks or registered trademarks of their respective holders. The use of brand names, product names, common names, trade names, product descriptions etc. even without a particular marking in this work is in no way to be construed to mean that such names may be regarded as unrestricted in respect of trademark and brand protection legislation and could thus be used by anyone.

Cover image: www.ingimage.com

Publisher:
Editorial Académica Española
is a trademark of
Dodo Books Indian Ocean Ltd. and OmniScriptum S.R.L publishing group

120 High Road, East Finchley, London, N2 9ED, United Kingdom
Str. Armeneasca 28/1, office 1, Chisinau MD-2012, Republic of Moldova, Europe
Managing Directors: Ieva Konstantinova, Victoria Ursu
info@omniscriptum.com

Printed at: see last page
ISBN: 978-620-0-03117-4

Dedicatoria

A mi madre, por haber sido también padre y cargar con mis errores, por ser mi apoyo en momentos difíciles.

A mi padre, por enseñarme lo que es ser un hombre justo, por inculcarme valores y el honor, ante todo, por mantenerse en mi memoria, aunque físicamente no pudo verme culminar este sueño.

Agradecimientos

A Dios, el Único, por hacer posible la presencia de todas aquellas personas que contribuyeron al desarrollo y culminación de este trabajo, especialmente:

A mis compañeros de trabajo, profesores y amigos.

A toda mi familia, con la que siempre he contado ante las adversidades, con la que he compartido los mejores momentos de felicidad, a la que debo lo que soy.

A Rolando Riera, quien aquella tarde marcó con una llamada el futuro de mi vida profesional, dándome la oportunidad de superarme.

RESUMEN

Objetivo: aplicar la escala SEGRAV-MMC a pacientes obstétricas que ingresaron en la Unidad de Cuidados Intensivos del Hospital General Dr. Juan Bruno Zayas Alfonso, para evaluar su gravedad. **Diseño:** se realizó un estudio descriptivo, de corte longitudinal prospectivo desde enero de 2016 hasta abril de 2018. **Ámbito:** el universo fue 380 pacientes, de ellas sólo 223 cumplieron criterios de inclusión. **Pacientes:** predominaron las pacientes con edades comprendidas entre 18 y 35 años de edad con un 77,60%. El 97,31% tuvo evolución satisfactoria, mientras que sólo el 2,69% tuvo evolución desfavorable. **Variables de interés principales:** al comparar la estadía en la Unidad de Cuidados Intensivos con estado al egreso, el 50% de las fallecidas permaneció entre 1 y 7 días, mientras sólo el 33,33% lo estuvo por más de 14 días. El 100% de las pacientes con evolución desfavorable fue clasificado como Clase III (Crítico, probabilidad de muerte alta) según SEGRAV-MMC. Las causas de admisión en UCI con mayor incidencia fueron la hipertensión inducida por el embarazo (Preeclampsia-Eclampsia), y la atonía uterina. El 70,40% se trasladó a la UCI directamente del salón de operaciones. **Conslusiones:** La escala SEGRAV-MMC es efectiva para evaluar la gravedad de la paciente materna extremadamente grave en la Unidad de Cuidados Intensivos. **Palabras clave:** materna crítica, SEGRAV-MMC, emergencias obstétricas, complicaciones maternas, paciente materna en UCI.

ABSTRACT

Objective: apply the SEGRAV-MMC score to obstetric patients admitted to the Intensive Care Unit of the Dr. Juan Bruno Zayas Alfonso General Hospital, to assess their gravity. **Design:** a descriptive, prospective longitudinal research was carried out from January 2016 to April 2018. **Enviroment:** the universe was 380 patients, of which only 223 met the inclusion criteria. **Patients:** patients aged between 18 and 35 years old predominated with 77.60%. 97.31% had a satisfactory progress, while only 2.69% had an unfavorable progress. **Main variables of interest:** when comparing the stay in the Intensive Care Unit with the state at discharge, 50% of the deceased remained between 1 and 7 days, while only 33.33% stayed for more than 14 days. 100% of the patients with unfavorable progress were classified as Class III (Critical, high probability of death) according to SEGRAV-MMC. The causes of ICU admission with the highest incidence were pregnancy-induced hypertension (Preeclampsia-Eclampsia), and uterine atony. 70.40% went to the ICU directly from the operating room. **Conslusions:** the SEGRAV-MMC score is effective in evaluating the severity of critical maternal patients in the Intensive Care Unit. **Keywords:** critical maternal patient, SEGRAV-MMC, obstetric emergencies, maternal complications, maternal patient in ICU.

INTRODUCCIÓN

La Organización Mundial de la Salud (OMS) define la muerte materna como la defunción que ocurre por cualquier causa durante el embarazo, el parto y hasta cumplidos 42 días del puerperio, independientemente de la duración y localización de la gestación. Constituye un serio problema de salud, representando un indicador que se correlaciona directamente con el nivel de desarrollo de las naciones. El deceso de una paciente materna se convierte, además, en un verdadero drama social por las implicaciones sobre la familia y la comunidad [3].

La morbilidad materna extremadamente grave es un término que ha permitido clasificar un grupo de pacientes con complicaciones graves durante el embarazo, parto o puerperio que ponen en riesgo la vida, requiriendo de una intervención inmediata para evitar la muerte materna. Cuando se clasifica una paciente como "materna crítica", se vinculan innumerables especialistas médicos, de enfermería, paramédicos, directivos, entre otros, para garantizar todo un extenso trabajo interdisciplinario con el fin de revertir y solucionar la situación crítica que presentan [15].

Cuando ocurre la muerte de una mujer por causas derivadas del embarazo o el parto, constituye siempre una tragedia, máxime cuando esta podía haberse evitado. Sin lugar a dudas constituye la morbilidad materna extremadamente crítica el punto común de trabajo y mayor intercambio entre la medicina intensiva y los servicios de obstetricia. La seguridad en la atención de la "materna crítica" se alcanza con la aplicación de una medicina dedicada, continua, humanizada, especializada, con régimen de vigilancia estricta, lo cual se brinda en nuestras unidades de medicina intensiva [15].

La magnitud de la mortalidad materna es un reflejo del riesgo promedio de morir que corre una mujer cada vez que queda embarazada y constituye un indicador fidedigno del estado de salud de la población, así como del grado y calidad de la atención que se brinda por lo tanto no exageramos al decir que el tema de la morbilidad y mortalidad materna es la tragedia mas discutida en nuestro tiempo. El análisis de la morbilidad materna es una de las actividades más importantes para evaluar el estado de salud de una población y en consecuencia, la Organización Mundial de la Salud, al igual que distintos organismos internacionales en el campo de la salud, han mostrado en las últimas décadas, un interés especial en el estudio de los problemas de la mujer y en la disminución de la mortalidad materna [3].

El nacimiento de un nuevo ser humano debe ser motivo de regocijo, alegría y felicidad para la mujer y la familia, pero este evento muchas de las veces se ve resaltado por desenlaces fatales, ya sea durante el embarazo o el parto, siendo el momento del parto y post-parto el mayor marcador de morbi-mortalidad para la madre. Se considera que actualmente en el mundo mueren alrededor de 585000 mujeres al año por dicho problema. En la región de América mueren alrededor de 30 000 mujeres cada año [14].

En septiembre del año 2000 se adoptó la Declaración del milenio, en reunión en la que participaron dirigentes de 189 países. En el 2001 se establecieron 8 objetivos de desarrollo del milenio. En la actualidad existe un interés creciente por realizar el análisis de la morbilidad materna extremadamente grave (MMEG), pues resulta ser un indicador muy asociado con la muerte materna y una alternativa válida para utilizarse como medida de evaluación de los cuidados maternos [14].

Estudios realizados en el 2000 definen la morbilidad obstétrica severa como la complicación que ocurre entre las 28 semanas de gestación y los 42 días posparto, la cual pudiera ocasionar la muerte de la madre o invalidez definitiva, si esta no recibe una intervención médica adecuada. En el 2003 se define como una complicación que pone en riesgo la vida de la gestante y que requiere de una intervención médica urgente, con el fin de prevenir la muerte de la madre [14].

Cuba se adhiere a la definición de morbilidad materna extremadamente grave o severa, utilizada por la Federación Latinoamericana de Obstetricia y Ginecología (FLASOG), en la reunión de Santa Cruz de la Sierra, realizada en abril de 2007, donde se definió como "una complicación grave que ocurre durante el embarazo, parto y puerperio, que pone en riesgo la vida de la mujer o requiere de una atención inmediata con el fin de evitar la muerte" [14].

En Cuba las principales causas de morbilidad materna crítica son las pérdidas masivas de sangre, la enfermedad tromboembólica, la sepsis y los trastornos hipertensivos del embarazo. Mientras otros investigadores encontraron que la infección y la atonía uterina fueron las causas principales de morbilidad relacionadas con la cesárea, el parto vaginal se relacionó más con el shock hipovolémico [14].

Si se conocen de los factores de riesgo, entonces con la intervención ante ellos se lograra actuar ante los mismos y realizar una vigilancia clínica adecuada del embarazo y del trabajo de parto, para identificar complicaciones de manera oportuna y asegurar una atención médica acorde con los riesgos establecidos [14].

En la actualidad, en los países en desarrollo, las complicaciones obstétricas son la causa principal de defunción de mujeres en edad de procrear y constituyen uno de los problemas de salud más urgentes y refractarios. Se reconoce que reducir las tasas de mortalidad y morbilidad derivadas de la maternidad es un imperativo moral y de derechos humanos. En la literatura médica se sigue considerando como principales causas de muerte materna, la hipertensión inducida por el embarazo, la hemorragia y la infección. Las complicaciones de estos estados y la aparición de síntomas y signos hacen pensar en la necesidad de traslado de una paciente obstétrica a una Unidad de Cuidados Intensivos (UCI) [6, 7].

Lo crítico se refiere al estado grave en que apenas sobrevive la enferma. Crítico es también lo súbito, lo paroxístico, lo repentino, lo que aparece en crisis. La medicina intensiva identifica estas contingencias para actuar con oportunidad. En el calificativo crítico cabe también lo decisivo, lo crucial; el momento crítico es único, irrepetible, y obliga a actuar con decisión [6, 7, 20].

La medicina intensiva en obstetricia es, por tanto, la que se dirige a la mujer durante el período gestacional, el parto o puerperio, con afecciones graves, pero que, además, es vigilante, decisiva, crucial, precisa, exacta, oportuna, reflexiva, analítica, juiciosa, comprometida y eficiente [6, 7].

Las unidades de cuidados intensivos permiten realizar una medicina de alta tecnología y elevado costo; la gravedad es el denominador común que, por encima de otras consideraciones como procedencia, tipo de enfermedad y diagnóstico, caracteriza a los enfermos críticos. En la práctica médica y en especial en Medicina Intensiva se han desarrollado sistemas predictivos, dirigidos a describir la gravedad de diferentes situaciones clínicas que junto al juicio clínico y la experiencia se ha vuelto parte integrante del quehacer médico Intensivista [1, 20].

Actualmente se busca incrementar el uso de modelos pronósticos para prever la evolución de los pacientes basándose en parámetros fisiológicos. En un estudio de 2003 Demirkiran et al demuestran una relación directa entre las puntuaciones elevadas del APACHE-II y la mortalidad materna en cuidados intensivos [36].

En 1974 Cullen introdujo un sistema de evaluación basado en las intervenciones terapéuticas conocido con las siglas en ingles TISS (Therapeutic Intervention Score System), el cual se ha utilizado para la clasificación de los pacientes críticos y como índice pronóstico de evaluación de enfermedad para grupos generales de pacientes, más recientemente el sistema TISS de 76 ítems se redujo a 28. La valoración depende del grado de complejidad de la intervención; las más dificultosas y complejas reciben un puntaje más elevado y evidencian una mayor gravedad del enfermo [10, 20, 35].

Con la creación de las Unidades de Cuidados Intensivos y los avances con ellas aparejados se ha reducido aún más la mortalidad materna y el número de complicaciones que aparecen en estas pacientes. Para contribuir al descenso de las complicaciones del embarazo, parto y puerperio y de esa forma al descenso de la mortalidad materna es necesario perfeccionar la atención integral a las pacientes obstétricas, prevenir o diagnosticar precozmente muchas complicaciones y reconocer la necesidad de los cuidados intensivos en estas [3, 18].

Algunos autores consideran que la estrategia adecuada para la disminución de la mortalidad materna, es dedicar esfuerzos a la vigilancia y análisis de la morbilidad materna extremadamente grave. Señalan que es un excelente indicador de la calidad del trabajo obstétrico y una de las estrategias propuestas por la Organización Panamericana de la Salud (OPS)/OMS para el logro de los retos del milenio [3, 6, 18].

La práctica clínica siempre se acompaña del fenómeno predictivo. Saber de antemano lo que puede suceder con un enfermo, es primordial interés para el médico de asistencia. El grado de acierto de las predicciones médicas, dependen de la experiencia en la práctica clínica, unida a la capacidad de juicio diagnóstico del facultativo. Estas valoraciones están colmadas, en grado variable, de matices subjetivos, propios de la compleja naturaleza humana y del nivel de conocimientos científico, social y religioso, que influyen en su acierto o desacierto. Los sistemas de evaluación surgen como consecuencia de una necesidad descriptiva, en el intento de utilizar un lenguaje común que sea válido para todos [1, 11, 20].

El desarrollo de las ciencias matemáticas estadísticas y el surgimiento de las teorías de las probabilidades, aseguró las bases científicas para predecir objetivamente la muerte o la supervivencia, razón de ser de cualquier modelo predictivo. Aparecen entonces, los sistemas pronósticos objetivos, basados en índices de gravedad, creados a partir de amplias bases de datos y validados mediante técnicas estadísticas precisas. En cuidados intensivos, su uso, tiene particular importancia, pues ayudan a predecir la supervivencia o la muerte de los pacientes, a establecer criterios de ingreso y niveles de atención, a la mejor planificación de las estrategias de tratamiento individual, a la optimización de recursos y servicios, a determinar eficacia de protocolos, así como a comparar desarrollo y calidad de la atención médica entre diferentes unidades [1, 11, 20].

En 1985, Fernández Reverón elaboró un sistema de puntaje para evaluar la gravedad de pacientes pediátricos ingresados en cuidados intensivos. En 1988 esta escala fue validada por el propio autor, valiéndose del tutelaje de un trabajo de terminación de la residencia en la misma unidad donde se confeccionó. En el año 2004, utilizando otro trabajo de terminación de la residencia en otra unidad de cuidados intensivos pediátricos, y con pacientes adolescentes de la sala de terapia intensiva de adultos, se realizó una revisión y actualización del sistema, y se demostró, al igual que con la primera versión, la utilidad del nuevo puntaje para clasificar los pacientes según la gravedad. Posteriormente, el autor denominó al nuevo sistema como Sistema de Evaluación de la Gravedad (SEGRAV), seguido de un guión y el número de intervenciones diagnósticas y terapéuticas que conformaban este sistema. Es así que se denomina SEGRAV-23 (Ver anexo 2). Ha sido utilizado para la confección de una tesis doctoral y varias tesis de terminación de la residencia, y expuesto y publicado en eventos nacionales y foráneos [12, 16]. En el año 2005 Urrutia Mora, actualizó el TISS 28, en una investigación durante 3 años consecutivos basándose en todas las IDT pertenecientes al SEGRAV-23 [35].

Desde el año 2016, y previa autorización del autor del modelo original, el autor de la presente investigación comenzó un exhaustivo trabajo de recopilación de información acerca de este modelo predictivo. Se realizaron algunas modificaciones con el objetivo de aplicarlo a las pacientes maternas complicadas e ingresadas en la Unidad de Cuidados Intensivos [8, 9, 10, 11]. Esta investigación sirvió al autor además como tesis de culminación de su residencia en la especialidad de Medicina Intensiva y Emergencias.

Este nuevo modelo constaría de 27 intervenciones diagnósticas y terapéuticas, y sólo se aplicaría a las pacientes obstétricas en la UCI, algo novedoso, pues antes se había aplicado a pacientes pediátricos y adultos no obstétricos. Es así como el propio año surge el modelo predictivo Sistema para Evaluar la Gravedad Modificado en la Materna Crítica (SEGRAV-MMC). Las modificaciones han sido consultadas con varios expertos en la materia y con otros profesionales que usaron el modelo original para las tesis de culminación de sus residencias, pero alcanza su mayor impacto al ser comparado en cada paciente con el modelo APACHE II, tomando el autor a este último como su *gold standard* [8, 9, 10, 11].

PROBLEMA CIENTÍFICO

Ante la aparición de complicaciones en pacientes obstétricas es necesario reconocer la gravedad, las probabilidades de éxito o empeoramiento durante su manejo, pues tanto la subvaluación como la sobrevaluación pueden traer consecuencias nefastas al pasar por alto detalles de importancia, o emprender una terapéutica muy invasiva en quien no lo necesite. Los resultados de este estudio podrían ayudar en la toma de decisiones, ya que se utiliza un modelo predictivo que demuestra éxito al compararlo con otro ya validado. Con esta herramienta predictiva podría decidirse la continuación de la terapia intensiva, o la descomplejización precoz si la probabilidad de muerte es baja.

OBJETIVOS

General:

Validar la aplicación del modelo SEGRAV Modificada en la Materna Crítica (SEGRAV-MMC) a pacientes obstétricas ingresadas en la UCI del Hospital General Dr. Juan Bruno Zayas Alfonso para obtener un pronóstico precoz de mortalidad.

Específicos:

1. Identificar las principales causas de ingreso de las pacientes obstétricas en la UCI.

2. Comparar la escala SEGRAV-MMC con el APACHE II según los resultados en las pacientes estudiadas.

3. Reconocer el valor predictivo la escala SEGRAV-MMC en la paciente obstétrica ingresada en la UCI.

CARACTERÍSTICAS GENERALES DE LA INVESTIGACIÓN

Se realizó un estudio descriptivo, de corte longitudinal prospectivo en el período comprendido desde enero de 2016 hasta abril de 2018, con el objetivo de aplicar la escala SEGRAV-MMC a las pacientes obstétricas que ingresaron en la Unidad de Cuidados Intensivos del Hospital General Juan Bruno Zayas Alfonso, para evaluar la gravedad de las mismas y comparar esta escala con otra herramienta de utilidad predictiva usada internacionalmente.

La fuente primaria de datos estuvo representada por el libro de registro de control de pacientes atendidos en la sala de Cuidados Intensivos de dicho hospital, las historias clínicas de las pacientes, una base de datos creada por el autor y una planilla de recolección de datos elaborada para esta investigación.

UNIVERSO

El universo estuvo compuesto por 380 pacientes obstétricas ingresadas en la Unidad de Cuidados Intensivos.

MUESTRA

Se aplicó el modelo predictivo a 223 pacientes obstétricas ingresadas en la Unidad de Cuidados Intensivos a partir de las 24 horas desde su admisión.

Criterios de Inclusión

Las pacientes obstétricas que cumplieron la condición antes señalada, con reporte de *Grave, Muy Grave* o *Crítico,* y en quienes durante su estadía en la UCI fue necesaria la implementación de una o varias de las intervenciones diagnósticas y terapéuticas correspondientes a la escala SEGRAV-MMC.

Criterios de Exclusión

Las pacientes obstétricas que no tuvieron reporte de *Grave, Muy Grave* o *Crítico,* tuvieron contexto administrativo, físico o fisiológico que hizo prescindir del uso de las intervenciones diagnósticas y terapéuticas correspondientes a la escala SEGRAV-MMC; o que permanecieron menos de 24 horas de estadía en la UCI.

Operacionalización de las variables:

Las variables utilizadas se seleccionaron en correspondencia al problema científico y el objetivo trazado en la presente investigación.

1. Edad (en años):
Variable cuantitativa continua. Tiempo que una persona ha vivido desde su nacimiento hasta el momento de su ingreso.

Se distribuyó en los siguientes grupos siguiendo las recomendaciones de la OMS:

- Menor de18 años
- 18 a 35 años
- Mayor de 35 años

2. Diagnóstico al ingreso:
Variable cualitativa nominal politómica. Según la entidad nosológica que motiva el ingreso. Se agruparon de la siguiente forma:

- Embarazo ectópico roto
- Atonía uterina
- Hematoma retroplacentario
- Acretismo placentario
- Hipertensión inducida por el embarazo (Preeclampsia-Eclampsia)
- Sepsis Puerperal
- Accidente vascular encefálico (AVE)
- Otras

3. Procedencia:
Variable cualitativa nominal. Lugar donde se encontraban los pacientes antes de ser trasladados a la UCI, y se agruparon en:

- Hospital Materno Norte
- Hospital Materno Sur
- Hospital Saturnino Lora
- Hospital Ambrosio Grillo
- Hospitales municipales
- Hospital Juan Bruno Zayas
- Hospital Infantil Norte
- Hospital Infantil Sur
- Otra provincia

4. Estadía (en días):
Variable cuantitativa continua. Número de días que permació la paciente en el
servicio de UCI. Se agrupó de la siguiente forma:

> 1 a 7 días
> 8 a 14 días
> Más de 14 días

5. Estado al egreso:
Variable cualitativa ordinal dicotómica. Estado de las pacientes al egreso de la UCI
y se agrupó en dos estados clínicos:

> Viva
> Fallecida

6. APACHE II (Acute Physiology and Chronic Health Evaluation):

Variable cualitativa ordinal politómica. Es un predictor de mortalidad que incluye
12 variables fisiológicas agudas y antecedentes de padecimientos crónicos y es
utilizado globalmente.

Se tomó este dato, calculado a las 24 horas de admisión en UCI.

Se aplicaron además las intervenciones diagnósticas y terapéuticas (IDT), que
corresponden a la escala SEGRAV-MMC.

Intervenciones de 1 punto:

> Nutrición parenteral
> 1 vía venosa central
> Edad menor de 18 o mayor de 35 años
> Tratamiento de trastornos hidroelectrolíticos graves: deshidratación severa
   con y sin choque, hiponatremia con sodio inferior a 122 mEq, hipernatremia
   con sodio mayor de 160 mEq, hipopotasemia con potasio menor de 3 mEq,
   hiperpotasemia con potasio mayor de 6.5 mEq, hipocalcemia.
> Tratamiento de trastornos ácidos básicos graves: Acidemia metabólica con
   pH <7.10 o alcalemia metabólica con pH >7.55

Intervenciones de 2 puntos:

> Realización de tomografía axial computarizada (TAC) y/o resonancia magnética (RM)
> Procede directamente del salón de operaciones
> Patología crónica en relación directa con la condición actual
> Tratamiento de status convulsivo
> Otra intervención quirúrgica
> Transfusión de sangre y hemoderivados
> Ventilación mecánica <7 días
> Pleurotomía

Intervenciones de 3 puntos:

> Tiene fallo orgánico o inmunocompromiso
> Utilización de aminas
> Utilización de 3 o más antimicrobianos

Intervenciones de 4 puntos:

> Tratamiento de sangrado digestivo activo
> Dos vías venosas centrales
> Presión positiva al final de la expiración (PEEP) ≥10 cmH2O
> Doppler transcraneal
> Nutrición parenteral completa
> Ventilación mecánica >7 días
> Falla del destete
> Traqueotomía
> Necesidad de reanimación cardio-pulmonar (RCP)
> Tratamiento de la coagulación intravascular diseminada (CID)
> Fracción inspiratoria de oxígeno (FiO2) ≥ 0.6

Los parámetros de PEEP utilizados (<10 y ≥10cm/H2O), FiO2 (<0.6 y ≥0.6), se consideraron cuando el tiempo de utilización fue mayor de 24 horas.

Las pacientes fueron evaluadas a partir de las 24 horas de ingreso y periódicamente hasta su alta de la UCI, para la aplicación de las intervenciones diagnósticas y terapéuticas. El sistema de puntuación se estableció según el creado en la escala SEGRAV-MMC.

Posteriormente las pacientes se agruparon de acuerdo con el número total de puntos obtenidos, la mortalidad y la gravedad estableciéndose 3 grupos de clasificación:

- ➢ No Grave (0 puntos)
- ➢ Clase I (puntaje de 1-10 puntos)
- ➢ Clase II (puntaje de 11-20 puntos)
- ➢ Clase III (puntaje ≥ 21 puntos)

De acuerdo a esta clasificación la conducta a seguir con las pacientes estudiadas fue mediada según el valor predictivo y pronóstico obtenido atendiendo a la clase en que fue situada cada una:

- ➢ Clase I (Probabilidad de muerte baja)
- ➢ Clase II (Probabilidad de muerte media)
- ➢ Clase III (Probabilidad de muerte alta)

Técnicas y Procedimientos.

a) De recolección de la información

Para la recolección de la información se realizó una exhaustiva revisión bibliográfica en las bibliotecas de las instituciones de salud, donde se pudo acceder a la Red de Salud de Cuba, Portal de Infomed, bases de datos y sitios nacionales e internacionales. Se consultaron a través de la BVS, LILACS, Cumed, Revistas Cubanas de Salud Pública, Scielo, las revistas Hospimédica, Clinical Key y otras. Se consultó también literatura impresa y otras fuentes de información.

La información fue recogida de las historias clínicas de las pacientes. Los datos fueron recopilados por el autor, se agruparon en un modelo de vaciamiento creado al efecto con las variables de estudio (Ver anexo 1) y se creó un software experimental por el propio autor para la implementación de esta herramienta. (Ver anexo 3)

b) De procesamiento de la información.

Se creó una Base de datos en Microsoft Access 2007 donde se ejecutó el vaciamiento de todos los datos, utilizándose el porcentaje como medida de resumen y se calculó la estadía hospitalaria y la probabilidad de muerte. Los resultados obtenidos se presentaron en tablas.

c) De análisis y síntesis

Se procedió al análisis de toda la información obtenida plasmada en cuadros estadísticos y los resultados se compararon con los de otros estudios llevados a cabo por diferentes autores del país y del extranjero según la bibliografía consultada. Esto permitió elaborar las conclusiones de nuestra casuística y emitir las recomendaciones pertinentes.

Consideraciones éticas

Para la realización de ésta investigación se revisaron las Historias Clínicas de pacientes obstétricas ingresados en la Unidad de Cuidados Intensivos, a partir de las 24 horas de estadía en UCI, previa autorización otorgada por la Dirección del Hospital, además de la autorización del jefe del servicio, para acceder al libro de control de ingresos, revisar las historias clínicas y evaluar a las pacientes. La investigación se realizó conforme a los principios éticos para las investigaciones biomédicas en seres humanos establecidos en la Declaración de Helsinki. (Declaración de Helsinki, enmendada por la 52ª Asamblea General en Edimburgo, Escocia, Octubre 2008). Los datos recolectados fueron extraídos de las Historias Clínicas de las pacientes por lo que no constituyó un peligro para la vida de estas y se garantizó la confidencialidad de los datos individuales de ellas, los que fueron recogidos en una planilla de vaciamiento de datos que sólo fue del dominio del investigador y los médicos de asistencia

ANÁLISIS Y DISCUSIÓN DE LOS RESULTADOS

La morbilidad y la mortalidad materna son indicadores básicos que reflejan el status de salud de una nación, en nuestro país las afecciones del parto y el puerperio (y sus complicaciones) han llegado a niveles insignificantes en comparación con cifras del tercer mundo y aún con países desarrollados.

En 2014, Eduardo Malvino [37] reporta que en un estudio de 22 años y 5 meses, en la Unidad de Cuidados Intensivos de un centro asistencial privado argentino, se registraron 130.092 nacimientos, 1005 pacientes obstétricas ingresaron en la UCI, con una relación de 7,7 ingresos por cada 1000 nacimientos. La edad promedio era 33 ± 5.2 años. Prevalecieron los ingresos relacionados con las hemorragias obstétricas graves (44,5%) y la hipertensión arterial inducida por el embarazo (25,7%), ambos grupos con 100% de supervivencia materna. Los puntajes al ingreso fueron: APACHE II 7,3 ± 4,6; SAPS II 22,7 ± 16,5 y SOFA 1,8 ± 0,6. La mediana de estadía en la UCI fue de 3 días (rango 2-4) y el puntaje de intervenciones terapéuticas fue de 18,7. Alrededor de las dos terceras partes de las enfermas presentaron daño orgánico. La morbilidad materna aguda severa fue de 2,8/1000 nacimientos y la razón de mortalidad materna, de 8,4/100.000 nacimientos. La mitad de los decesos fueron por causas directas: endometritis puerperal (3 casos), embolia de líquido amniótico (2 casos) y miocardiopatía dilatada periparto (un caso) [37].

En la presente investigación se estudió un total de 223 pacientes obstétricas, de un total de 380 ingresadas en la Unidad de Cuidados Intensivos, lo que representó el 58,68 %. Pensamos que existe una hipertrofia en la evaluación de los riesgos de las maternas complicadas, esto requiere de estudios para demostrar la validez de este planteamiento y así dar una mejor atención a las pacientes que en realidad lo necesiten.

Tabla 1: Organización de las pacientes estudiadas según grupos de edades. (Ver anexo 4)

Grupo de edades	Cantidad	%
Menor de 18 años	22	9.80%
18-35 años	173	77,60%

Mayor de 35 años	28	12,60%
Total	**223**	**100%**

Fuente: Planilla de recolección de datos

Podemos apreciar que en el período comprendido entre enero de 2016 a abril de 2018 se estudiaron 223 pacientes obstétricas ingresadas en la sala de Cuidados Intensivos del Hospital Juan Bruno Zayas Alfonso, de las cuales 173 se encontraban en el rango de 18 a 35 años, para un 77,6 %.

Tabla 2: Causas de ingreso en Cuidados Intensivos. (Ver anexo 5)

Causas de ingreso en UCI	**Cantidad**	**%**
Embarazo ectópico	18	8,07%
Atonía uterina	37	16,59%
Hematoma retroplacentario	21	9,42%
Acretismo placentario	11	4,93%
Preclampsia-Eclampsia	66	29,59%
Sepsis puerperal	14	6,28%
AVE	2	0,90%
Otras	54	24,22%
Total	**223**	**100%**

Fuente: Planilla de recolección de datos y libro de ingresos en UCI.

La enfermedad hipertensiva inducida por el embarazo (preclampsia-eclampsia), tiene alta incidencia en otros estudios, representó el 29,59%. De estas se descubrieron 23 casos de Leucoencefalitis Posterior Reversible (LEPR) mediante resonancia magnética, representando el 10,31% del total, y el 34,84% de las enfermedades hipertensivas. Le siguen en mayor incidencia las causas hemorrágicas, destacando la atonía uterina con un número de 37 pacientes

(16,59%) y el hematoma retroplacentario con 21 (9,42%). Las hemorragias postparto fueron la principal causa de histerectomía. La infección puerperal es una de las principales causas de morbimortalidad prevenibles en la paciente obstétrica. La sepsis materna es la principal causa de muerte materna, y representa 15% de las muertes maternas en todo el mundo. En México, la primera semana de abril de 2017 se registraron 155 defunciones; de ellas, 11 ocurrieron en pacientes con sepsis obstétrica, lo que equivale a un porcentaje de 6% y la pone en el sexto lugar de todas las causas de muerte materna. Se espera que la incidencia de las infecciones puerperales continúe aumentando en el futuro, como resultado del cambio demográfico de la población de mujeres embarazadas, el incremento sostenido de las tasas de nacimiento por cesárea, los embarazos en mujeres mayores de 40 años, la epidemia mundial de obesidad y diabetes mellitus tipo 2, nuevos procedimientos terapéuticos intrauterinos y resistencia bacteriana a los antibióticos [32]. En 2014, Sandra Amalia Sánchez Figueredo et col demuestran en un estudio de 72 pacientes maternas ingresadas en UCI que la hipertensión inducida por el embarazo (22,0%), la atonía uterina (20,8%) y la endometritis 18,0% constituyeron las entidades obstétricas más frecuentes [33].

En el grupo "Otras" se incluyeron el tromboembolismo pulmonar, crisis sicklémica, hipertensión arterial crónica descompensada, neumonía, infecciones del tracto urinario, cardiopatías, entre otras. Debemos recordar lo importante que resulta el diagnóstico y tratamiento precoz de las hemorragias posparto, ya que 1 de cada 1000 pacientes resulta en muerte materna y uno de cada 100 embarazos es ectópico, estos constituyen el 16 % de las muertes maternas por hemorragias. Durante el período estudiado no se reportó ningún caso de embolismo de líquido amniótico [6, 32].

Tabla 3: Procedencia de las pacientes obstétricas admitidas en UCI

Procedencia	Cantidad	%
Hospital Juan Bruno Zayas	79	35,42%
Hospital Saturnino Lora	3	1,35%
Hospital Materno Norte	51	22,87%
Hospital Materno Sur	58	26,01%
Hospital Ambrosio Grillo	0	0%
Hospital Infantil Norte	0	0%
Hospital Infantil Sur	1	0,45%
Hospitales Municipales	31	13,90%

Otra provincia	0	0%
Total	**223**	**100%**

Fuente: Planilla de recolección de datos y libro de ingresos en UCI

La tabla 3 brinda la información de cuáles fueron los centros o lugares de remisión de las pacientes estudiadas, siendo 79 (35,42%) fue de nuestro propio centro asistencial. Le siguen el Hospital Materno Sur con 58 (26,01%) pacientes y el Hospital Materno Norte con 51 (22,87%). Las demás fueron remitidas desde las áreas de salud municipales (13,90%), el Hospital Saturnino Lora (1,35%) y el Hospital Infantil Sur (0,45%). La UCI del Hospital Juan Bruno Zayas Alfonso es centro de referencia para la atención de la paciente materna extremadamente grave, razón por la cual son remitidas previa coordinación con este servicio. En su estudio de 2013, Urrutia Mora et col planearon que el 48.18% de los pacientes procedían del servicio de urgencias, el 43.38% de salas de hospitalización y el 8.44% de otros hospitales. Al relacionarlo con el estado al egreso se observa que los procedentes de otros hospltales aportaron una mayor mortalidad [35].

Tabla 4: Pacientes según estadía y estado al egreso.

Estadía	Estado al egreso			
	Vivo		Fallecido	
	No.	%	No.	%
1- 7 días	177	81,60%	3	50,00%
8- 14 días	32	14,70%	1	16,67%
> 14 días	8	3,70%	2	33,33%

Total	**217**	**100%**	**6**	**100%**

Fuente: Planilla de recolección de datos y libro de ingresos en UCI

En el período estudiado 217 pacientes egresaron vivas, lo que representa el 97,31% del total incluido en la presente investigación. De ellas, 177 (81,60%) tuvieron estadía entre 1 y 7 días en la UCI.

Sólo 6 pacientes fueron egresadas fallecidas, siendo el 2,69%. En un estudio de 2018, Cuevas Sautié y Fernández Reverón aplican el modelo SEGRAV-23 a 356 pacientes pediátricos, resultando una mortalidad de 2, 53%, todos incluidos en la categoría Muy Grave y Crítico [11]. En otra investigación, Torres Molina et col aplican el SEGRAV-23 a 67 pacientes pediátricos y adultos ventilados en 2013, donde los pacientes que permanecieron por más tiempo en la UCI tuvieron una mayor mortalidad (56% en los de 8-14 días y 82.4% en los de más de 14 días) [34]. En el estudio de Urrutia Mora et col [16], donde se aplicó la escala SEGRAV-23 a 180 adolescentes, se aprecia que el 72.8% presentó una estadía de 1-7 días y solamente en el 16.1% y el 11.1%, se detectó una estadía de 8-14 y más de 14 días, respectivamente. En esta investigación, entre las fallecidas se reportó 1 (0,45%) con estadía entre 8 y 14 días, y cuya causa de muerte estuvo relacionada con complicaciones intraabdominales y sistémicas secundarias una pancreatitis aguda durante el puerperio inmediato. Con más de 14 días se reportaron 2 (0,90%) pacientes fallecidas, ambas por complicaciones intraabdominales y sistémicas secundarias a hematoma retroplacentario. El 50% de las que fallecieron tuvo una estadía entre 1 y 7 días en la UCI. En este caso no existe una relación directa entre el tiempo de permanencia y la mortalidad, aunque este sea un factor de riesgo tenido en cuenta por el autor a la hora de realizar esta investigación. En este caso lo justifican las causas, ya que las causas de muerte en estas pacientes estuvieron relacionadas con AVE hemorrágico, rotura hepática y disfunción ventricular izquierda respectivamente, cuadros de aparición súbita y altamente letales a corto plazo.

Tabla 5: Comparación de los niveles de clasificación según APACHE-II y SEGRAV-MMC.

Clasificación y puntaje SEGRAV-MMC	Cantidac	%	Puntuación y mortalidad APACHE-II	Cantidac	%

Clase I (0- 10 puntos)	180	80,72%	0-14 (Mortalidad 4-15 %)	199	89,20%
Clase II (11- 20 puntos)	37	16,59%	15-29 (Mortalidad 25-55 %)	20	9,00%
Clase III (≥ 21 puntos)	6	2,69%	30- >34 (Mortalidad 75-85%)	4	1,80%
Total	**223**	**100%**	**Total**	**223**	**100%**

Fuente: Planilla de recolección de datos

En la tabla 5 observamos por separado las categorías dentro de las cuales se clasificaron las pacientes estudiadas. Llama la atención que los resultados en ambos modelos son muy similares, pues la mayoría de las pacientes estudiadas, 180, fueron incluidas dentro de la Clase I del SEGRAV-MMC, para un 80,72%, mientras que atendiendo al APACHE II el 89,20 % se ubicó en un primer grupo con baja probabilidad de muerte, con 199 pacientes; alcanzándose un alto nivel de coincidencia entre ambos modelos.

Según SEGRAV-MMC, las pacientes con puntaje de 0-10 puntos fueron estandarizadas en su manejo en sala como con baja probabilidad de muerte.

En esta serie se demuestra que el sistema de puntuación basado en las intervenciones diagnósticas y terapéuticas SEGRAV-MMC resulta eficaz para valorar la gravedad de las pacientes estudiadas, pues se precisó que la evolución fue favorable en el 97,31%, aunque las que recibieron un puntaje inferior a 10 puntos (Clase I) tuvieron más pronta recuperación, pues permanecieron menos de 8 días en la UCI, asociación ésta que resultó significativa, lo que pone de manifiesto que a medida que se incrementen las IDT en las pacientes graves mayor será el puntaje, la estadía, y por tanto peor será el pronóstico, similar a lo comunicado en la literatura referente al APACHE II.

Tabla 6: Relación SEGRAV-MMC/APACHE II vs estado al egreso.

SEGRAV-MMC	Estado al egreso		APACHE II	Estado al egreso	
	Vivo	Fallecidc		Vivo	Fallecido
Clase I (0 – 10 puntos)	180	0	0-14 (Mortalidad 4- 15 %)	199	0
Clase II (11- 20 puntos)	37	0	15-29 (Mortalidad 25- 55 %)	18	2
Clase III (≥ 21 puntos)	0	6	30- >34 (Mortalidad 75- 85%)	0	4
Total	**217**	**6**		**217**	**6**

Fuente: Planilla de recolección de datos

En la tabla 6 se encuentra reflejada la relación de las pacientes obstétricas estudiadas de acuerdo a la clasificación asignada según ambos modelos predictivos SEGRAV-MMC y APACHE II, y el estado al egreso. Existe una estrecha relación, con ligero margen de diferencia entre los resultados observados por ambas herramientas, lo que demuestra el alto valor predictivo del nuevo modelo propuesto por el autor de esta investigación, al compararlo con su *gold standard,* el cual es reconocido y utilizado mundialmente. Resalta que las 6 pacientes fallecidas (2.69% del total estudiado) fueron evaluadas como Clase III (Crítico y probabilidad de muerte alta) con el SEGAV-MMC. Mientras, 2 de ellas (0,90% del total estudiado) se situaron en el segundo grupo (Mortalidad 25-55%) y 4 (1.79% del total estudiado) se encontraron en el tercer grupo (Mortalidad 75-85%) según el APACHE II. Ninguna de las fallecidas se ubicó en las primeras categorías de los sistemas de evaluación comparados, similar a lo publicado por Cuevas Sautié y Fernández reverón en su estudio de 356 pacientes con aplicación del modelo SEGRAV-23 en el 2018, donde todos los fallecidos de la muestra estuvieron dentro de los Muy Grave y Crítico, con relación de dependencia entre el estado de gravedad y el estado al egreso [11]. Por otro lado, según el SEGRAV-MMC, 180 pacientes fueron evaluadas como Clase I, para un 80,72%; y en contraparte, 199 de ellas se evaluaron dentro de la primera categoría del APACHE II, para un 89,24%. Estos últimos datos apoyan lo antes expresado al comparar ambas herramientas.

Tabla 7: Aplicación del SEGRAV-MMC según puntaje.

Puntaje según SEGRAV-MMC	Intervenciones diagnósticas y terapéuticas	Cantidad	Porcentaje
IDT **1 punto**	Nutrición enteral	105	47,09%
	Empleo de una vía venosa central	64	28,70%
	Contracción de volumen severa con o sin shock	49	21,97%
	Trastorno ácido-básico grave	13	5,83%
	Edad menor de 18 o mayor de 35 años	50	22,42%
IDT **2 puntos**	Patología crónica en relación directa con la condición actual	87	39,01%
	Procede directamente del salón de	157	70,40%

	operaciones		
	Transfusión de sangre y/o hemoderivados	103	46,19%
	Ventilación mecánica < 7 días	16	7,17%
	Pleurotomía	2	0,90%
	Tratamiento de status convulsivo	1	0,45%
	Realización de TAC y/o RM	49	21,97%
	Otra intervención quirúrgica	9	4,04%
IDT **3 puntos**	Tiene fallo orgánico o inmunocompromiso	21	9,42%
	Utilización de aminas vasoactivas	9	4,04%
	Utilización de 3 o más antibióticos	169	75,78%
IDT **4 puntos**	Nutrición parenteral completa	3	1,35%
	FiO 2 ≥0.6 (por más de 24 hr)	0	0%
	Traqueotomía	2	0,90%
	Falla del destete	2	0,90%
	Tratamiento de la CID	0	0%
	Ventilación mecánica >7 días	3	1,35%
	Necesidad de RCP	6	2,69%
	Doppler transcraneal	3	1,35%
	PEEP≥10 cmH2O (por + 24 horas)	0	0%
	Dos vías venosas centrales	3	1,35%
	Tratamiento de sangrado digestivo activo	3	1,35%

Fuente: Planilla de recolección de datos

En la tabla 7 se representan las intervenciones diagnósticas y terapéuticas que conforman el modelo predictivo SEGRAV-MMC y el número de pacientes tributarias de cada una de ellas. Nótese que el uso de 3 o más antibióticos resalta entre las más requeridas con 169 pacientes, lo que representa el 75,78%. Este dato se correlaciona con los obtenidos al analizar las causas que motivaron su ingreso en la UCI. Esta es un arma de gran eficacia a la hora de prevenir y combatir la sepsis, evitando así la mortalidad en el servicio de Cuidados Intensivos. En otros estudios se demuestra que las IDT que más reportaron mortalidad fueron de 3 y 4 puntos [34]. Urrutia Mora [16], en su estudio de 180 adolescentes con el uso de SEGRAV-23, resalta que los pacientes con puntaje de 0-10 puntos fueron clasificados como Graves con el mayor número de pacientes, 141 para el 78.3%, no reportándose mortalidad, los que presentaron puntaje de 11-20 puntos (Muy Graves) aportaron el 12.8% del total con una supervivencia del 95.7% y una mortalidad del 4.3%. Su contribución a la mortalidad global fue del 0.6%.

Le sigue en orden de frecuencia el hecho de que muchas procedieron directamente del salón de operaciones. Nos referimos a 157, que expresa el 70,40%. En los casos que incumben las hemorragias postparto, es importante mencionar que en la mayoría de los casos ya había sido resuelto el problema principal, el sangrado. Sin embargo, nuestro sistema de salud protocoliza que las pacientes permanezcan al menos 24-72 horas de vigilancia intensiva en la UCI.

También llama la atención el gran número de pacientes que fue tributaria de hemoterapia. Hacemos referencia a las 103 (46,19%) que requirieron tratamiento con concentrado de eritrocitos, plasma fresco congelado, concentrado de plaquetas, crioprecipitados y otros en el contexto de complicaciones relacionadas a anemia, hipovolemia, trastornos severos de la coagulación secundarias a hemorragia, sepsis y otros.

En todas las pacientes se identificaron las IDT y fueron puntuadas según el sistema establecido, lo que permitió clasificarlas en 3 grupos, acordes con el total de puntos obtenidos y las comparamos con el APACHE II, demostrándose la eficacia del valor pronóstico del score SEGRAV-MMC.

CONCLUSIONES

> La principal causa de ingreso en la materna complicada fue la hipertensión inducida por el embarazo, seguida de las causas hemorrágicas, donde la atonía uterina tuvo mayor incidencia
> La causa fundamental de histerectomía fue la atonía uterina, dentro de las urgencias obstétricas de origen hemorrágico.
> La condición obstétrica más frecuente fue el puerperio inmediato.
> Existe un alto nivel de coincidencia en el valor pronóstico del modelo SEGRAV-MMC al compararlo con el APACHE II.
> La escala SEGRAV-MMC es efectiva para evaluar la gravedad de la paciente materna extremadamente grave en la Unidad de Cuidados Intensivos.

RECOMENDACIONES

> Enfatizar en que este estudio constituya la base para que en el futuro se puedan realizar nuevas herramientas de trabajo con carácter predictivo y terapéutico.

> Revisar los mecanismos de evaluación del programa Materno Infantil respecto a las pacientes maternas complicadas y establecer nuevos protocolos que permitan seleccionar las que realmente tienen criterio de atención en la Unidad de Cuidados Intensivos.

> Generalizar los estudios de esta investigación a los especialistas de Obstetricia y Ginecología y Medicina Intensiva y Emergencias con la intención de conocer el comportamiento de la paciente materna extremadamente grave en nuestra provincia en relación a la media nacional e internacional.

REFERENCIAS BIBLIOGRÁFICAS

1. Caballero López, A. Terapia Intensiva. 2da. Edición. La Habana: Editorial Ciencias Médicas. 2008. Tomo I. Sección IV. Capítulo 25-28. Pág 239-399.

2. Caballero López, A. Terapia Intensiva. 2da. Edición. La Habana: Editorial Ciencias Médicas. 2008. Tomo II. Sección V-VI. Capítulo 29-65. Pág 405-936.

3. Caballero López, A. Terapia Intensiva. 2da. Edición. La Habana: Editorial Ciencias Médicas. 2008. Tomo III. Sección VII-XI. Capítulo 73, 79, 81, 85, 87, 88, 90, 91-97. Pág 1030-1050, 1113-1125, 1137-1155, 1185-1191, 1205-1212, 1217-1226, 1234-1257, 1263-1341.

4. Caballero López, A. Terapia Intensiva. 2da. Edición. La Habana: Editorial Ciencias Médicas. 2008. Tomo IV. Sección XII-XIV. Capítulo 99-101, 103, 107-110, 114, 116, 123-124. Pág 405-936.

5. Márquez Capote, E. y Colab. Manual de Cuidados Respiratorios y Ventilación Mecánica. Centro Provincial de Información de Ciencias Médicas. Santiago de Cuba. 2010.

6. Colectivo de autores. La morbilidad materna extremadamente grave, un reto actual para la reducción de la mortalidad materna. Instituto Nacional de Higiene y Epidemiología (INHEM). Editorial Molinos Trade S.A., 2013.

7. Colectivo de autores. Recomendaciones ante complicación no obstétrica de gestantes y puérperas. Editorial Ciencias Médicas, 2017.

8. Vázquez Mata G, Jiménez M, Rivera Fernández R, Bravo M, Zimmerman J, Knaws W. Objetivación de la gravedad mediante el sistema APACHE II aplicado en España. Arch Bronconeumol. 2005; 39(56):217-22.

9. García Delgado M, Rivera Fernández R, Ruiz R, Navarrette Navarro P, Vázquez Mata G. Análisis de mortalidad en una unidad de cuidados intensivos neurotraumatológica según el sistema APACHE III. Med Clin Barc. 2005; 117(12):446-451.

10. Fernández Reverón, F. Sistemas de evaluación de la gravedad en Terapia Intensiva. En: De la Torre Montejo E, editor. Pediatría. La Habana: Editorial Ciencias Médicas; 2006. p. 626-33.

11. Alexis Cuevas Sautié, Fernando Fernández Reverón. Actualización del modelo predictivo SEGRAV 23, intervenciones diagnósticas terapéuticas de mayor riesgo. Rev Cubana Pediatr. 2018;90(1)

12. Fernando Fernández Reverón, Aymé Lescay Viscaya, Julio César Francisco Pérez, Caridad Machado Betarte. El ácido láctico y la escala SEGRAV-23 como valores pronósticos de gravedad en niños críticos. Revista Cubana de Pediatría. 2016;88(2):156-165

13. Fernández Reverón, Fernando; Lescay Viscaya, Aymé; Francisco Pérez, Julio César; Machado Betarte, Caridad. El ácido láctico y la escala SEGRAV-23 como valores pronósticos de gravedad en niños críticos / Lactic acid and SEGRAV-23 scale as predictive values of severity in critically-ill children. Rev. cuba. pediatr;88(2):0-0, abr.-jun. 2016. ilus.

14. Rabiel Cárdenas Peña, Aylín Domínguez Tabasco, Karen Luz Torres Rojas, Alfredo Omar Abull Ortega, Julio Antonio Pérez Pantoja. Factores de riesgo de la morbilidad materna critica en embarazadas de Las Tunas. Risk factors for critical maternal morbidity in pregnant women from Las Tunas. Revista Electrónica Dr. Zoilo E. Marinello Vidaurreta. Vol. 41, número 10. Octubre 2016.

15. Suárez González JA, Gutiérrez Machado M, Corrales Gutiérrez A, Benavides Casal ME, Tempo Dalberto C. Algunos factores asociados a la morbilidad obstétrica extremadamente grave. Rev. Cubana Obstet Ginecol [revista en internet]. 2010 [citado 27 de octubre 2016]; 36(2). http://scielo.sld.cu/scielo.php?script=sci_arttext&pid=S0138-600X2010000200002.

16. Urrutia Mora O. Sistema para evaluar la gravedad de los pacientes ingresados en Unidades de Cuidados Intensivos (SEGRAV-23). [CD-ROM]. IV Congreso Internacional de Urgencia, Emergencia y Medicina Intensiva (URGRAV 2006). La Habana: Desoft s.a.; 2006.

17. Pupo JJM, González AJC, Cabrera LJO, Martí GGM. Morbilidad materna extrema según causas de admisión en cuidados intensivos. Rev Cub Med Int Emerg 2017; 16 (3).

18. Suárez Moreno R. Maternas complicadas. Trabajo de terminación de la especialidad para optar por el título de Especialista de I Grado en Ginecobstetricia. Camaguey: Hospital Docente Ginecobstétrico "Ana Betancourt",2002.

19. García de Lorenzo A, López Martínez J, Sánchez Castillo M. Respuesta inflamatoria sistémica: definiciones, marcadores inflamatorios y posibilidades terapéuticas. Medicina Intensiva. 2004;24:361-70.

20. Arabi Y, Haddad S, Al Maliks. Assessment of performance of tour mortality prediction systems in a Saudi Arabian intensive care unit. Crit Care Med. 2002;6(2): 166-74.

21. Armando Avellaneda González, Jesús Hernández Cabrera, Carmen Ulloa Gómez, Marla Deulofeu Jiménez. Hematoma retroplacentario: su repercusión en la morbi-mortalidad perinatal. Rev Cubana Obstet Ginecol v.23 n.2 Ciudad de la Habana jul.-dic. 1997

22. Nora Priscila González Carbajal, Manuel Antonio Díaz de León Ponce, José Meneses Calderón, Carlos Gabriel Briones Vega, Jesús Carlos Briones Garduño. Mortalidad materna por eclampsia complicada con hemorragia cerebral, microangiopatía trombótica, fuga capilar y falla orgánica múltiple. Revista de la Asociación Mexicana de Medicina Crítica y Terapia Intensiva. Vol. XXIII, Núm. 4 / Oct.-Dic. 2009, pp 206-210

23. Manuel Duárez Coronado, Nuria Izquierdo Méndez, Miguel Ángel Herraiz Martínez, José Antonio Vidart Aragón. Eclampsia y encefalopatía posterior reversible. http://www.elsevier.es. Prog Obstet Ginecol. 2013;56(5):261—265

24. Milagros Eusebia Muñiz Rizo, Vivian Asunción Álvarez Ponce, Wendy Felipe Cutié. Acretismo placentario. Revista Cubana de Obstetricia y Ginecología. 2015;41(2):190-196

25. Angstmann T, Gard, G, Harrington T, Ward E, Thomson A. Giles W. Surgical management of placenta accrete: a cohort series and suggested approach. Am J Obstet Gynecol. 2010;202:38.

26. Miller DA, Chollet JA, Goodwin TM. Clinical risk factors for placenta previa-placenta accreta. Am J Obstet Gynecol [Internet] 1997 [citado 12 marzo 2014];177: [aprox 3 p.]. Disponible en: http://www.sciencedirect.com/science/article/pii/S0002937897704630

27. Calle A, Barrera M, Guerrero A. Diagnóstico y manejo de la hemorragia postparto. Rev. Peruana de ginecología y obstetricia, 2015, vol.54, n°4, p.233-243.

28. Omar Dueñas G., Hugo Rico O., Mario Rodríguez B. Actualidad En El Diagnóstico Y Manejo Del Acretismo Placentario. Rev Chil Obstet Ginecolinecol 2007; 7(4): 266-27

29. José Antonio Viruez-Soto, Jhosep Nilss Mendoza-López Videla, Sabrina Da Re-Gutiérrez, Gerald Nicole Chuquimia-Rodríguez, Oscar Vera-Carrasco. Disfunción Orgánica Múltiple En Obstetricia Crítica. Rev Med La Paz, 23(1); Enero - Junio 2017

30. Behrens I, Basit S, Lykke JA, Ratte MF, Wohlfhart J, Bundgaard H, et al. Association Between Hypertensive Disorders of Pregnancy and Later Risk of Cardiomyopathy. JAMA 2016; 315(10):1026-1033.

31. Metcalfe A, Lix LM, Johnson JA, Currie G, Lyon AW, Bernier F, Tough SC. Validation of an obstetric comorbidity index in an external population. BJOG 2015;122:1748-1755.

32. Blanca E Herrera Morales, Juan Lara Cruz, Victoria Ortega López. Predictores de la mortalidad en pacientes con sepsis obstétrica mediante el uso de una puntuación de sepsis obstétrica y evaluación secuencial de falla orgánica-obstétrica. Med Crit 2017;31(6):326-332. Disponible en: http://www.medigraphic.com/medicinacritica

33. Sandra Amalia Sánchez Figueredo, Julia Matilde Pupo Jiménez, Julio César González Aguilera, Adonis Frómeta Guerra, César Emilio Sánchez Alarcón. Morbilidad por causas directas obstétricas en la unidad de cuidados intensivos. Multimed 2014; 18(3)

34. Alexander Torres Molina, Osvaldo Urrutia Mora, Joennis Roche Torres, Norge Cabreja Silot, Edelmis Pérez Salomón. Aplicación de la escala SEGRAV-23 a pacientes ventilados en unidades de cuidados intensivos pediátricos y de adultos. Rev Cub Med Int Emerg 2013;12(3) 159-171

35. Osvaldo Urrutia Mora, Alexander Torres Molina, Delvis Cruz Pérez, Anabel Sánchez Sanamé. Aplicación de dos sistemas de valoración pronóstica: TISS-28 y SEGRAV-23. Rev Cub Med Int Emerg 2013;12(2) 57-69

36. Zulyma Isbeth Blanco Maldonado. Evaluación Del APACHE Tipo II Como Escala Pronóstica De Mortalidad Materna. Boletín Médico de Postgrado. Vol. XXIX N° 1 2013; 58-65

37. Eduardo Malvino. Morbilidad materna aguda severa y condiciones de gravedad de enfermas obstétricas al ingreso en una Unidad de Cuidados Intensivos. Medicina Intensiva 2014 - 31 N° 41-12.

ANEXO 1

Planilla de recolección de datos SEGRAV-MMC

<u>ANEXO1</u>

PLANILLA DE RECOLECCIÓN DE DATOS, SEGRAV MODIFICADA EN LA MATERNA CRÍTICA (SEGRAV-MMC)

UCI Hospital General Juan Bruno Zayas Alfonso Santiago de Cuba

Nombre y apellidos: ____

Edad: _____________   HO: ___________________

Procedencia: ____

Reporte al ingreso: __________________   APACHE II: __________________

Diagnóstico al ingreso: ____

Otros diagnósticos: ____

____

Fecha ingreso: ____________   Fecha egreso: ____________   Estadía: __________

IDT 1 PUNTO

Nutrición enteral	
Empleo de 1 Vía Venosa Central	
Contracción de volumen severa con o sin shock	
Trastorno ácido- básico grave	
Edad menor de 18 o mayor de 35 años	

IDT 3 PUNTOS

Tiene fallo orgánico o inmunocompromiso	
Utilización de aminas	
Utilización de 3 o más antibióticos	

TOTAL DE PUNTOS: ____________

CLASIFICACIÓN: ______________

PROBABILIDAD DE MUERTE:

Baja	
Media	
Alta	

Estado al egreso: Vivo___ Fallecido___

IDT 2 PUNTOS

Patología crónica en relación directa con la condición actual	
Procede directamente del salón de operaciones	
Pleurotomía	
Realización de TAC y/o RM	
Tratamiento de status convulsivo	
Otra intervención quirúrgica	
Transfusión de sangre y hemoderivados	
Ventilación mecánica <7 días	

IDT 4 PUNTOS

Tratamiento de sangrado digestivo activo	
Dos vías venosas centrales	
PEEP≥10 cmH2O (por + 24 horas)	
Doppler transcraneal	
Nutrición parenteral completa	
Ventilación mecánica >7 días	
Falla del destete	
Traqueotomía	
Necesidad de RCP	
Tratamiento de la CID	
FiO2 ≥ 0.6 (por + 24 horas)	

ANEXO 2

Modelo predictivo SEGRAV-23

<table>
<tr><td colspan="4" align="center">Modelo predictivo SEGRAV 23</td></tr>
<tr><td colspan="2" align="center">IDT* de 1 punto</td><td colspan="2" align="center">IDT de 2 puntos</td></tr>
<tr>
<td>1.</td><td>Nutrición enteral</td>
<td>1.</td><td>Realización de TAC</td>
</tr>
<tr>
<td>2.</td><td>Una vía venosa central</td>
<td>2.</td><td>Tratamiento de sangramiento digestivo activo</td>
</tr>
<tr>
<td>3.</td><td>Tratamiento de trastorno Acido básico severo.</td>
<td>3.</td><td>Tratamiento de status convulsivo</td>
</tr>
<tr>
<td>4.</td><td>Tratamiento de trastorno hidroelectrolítico severo</td>
<td>4.</td><td>Intervención quirúrgica</td>
</tr>
<tr>
<td>5.</td><td>Pleurotomía</td>
<td>5.</td><td>Transfusión de sangre / hemoderivados Ventilación mecánica < 7 días</td>
</tr>
<tr>
<td></td><td></td>
<td>6.</td><td>Uso de 3 o más antibióticos</td>
</tr>
<tr>
<td></td><td></td>
<td>7.</td><td>Utilización de aminas</td>
</tr>
<tr><td colspan="2" align="center">IDT de 3 puntos</td><td colspan="2" align="center">IDT de 4 puntos</td></tr>
<tr>
<td>1.</td><td>Dos vías venosas centrales</td>
<td>1.</td><td>Nutrición parenteral total</td>
</tr>
<tr>
<td>2.</td><td>PEEP >= 10</td>
<td>2.</td><td>FiO_2 >= 0.6</td>
</tr>
<tr>
<td>3.</td><td>Doppler transcraneal</td>
<td>3.</td><td>Traqueostomía</td>
</tr>
<tr>
<td></td><td></td>
<td>4.</td><td>Falla del destete</td>
</tr>
<tr>
<td></td><td></td>
<td>5.</td><td>Tratamiento de la CID</td>
</tr>
<tr>
<td></td><td></td>
<td>6.</td><td>Ventilación mecánica > 7 días</td>
</tr>
<tr>
<td></td><td></td>
<td>7.</td><td>RCP</td>
</tr>
<tr><td colspan="4">

Clasificación según puntaje:
- No grave =0 puntos.
- Grave de 1 a 10 puntos
- Muy Grave de 11 a 20 puntos.
- Crítico igual o mayor de 21 puntos.

*IDT: Intervenciones Diagnósticas y Terapéuticas
</td></tr>
</table>

ANEXO 3

Software experimental SEGRAV-MMC 1.0

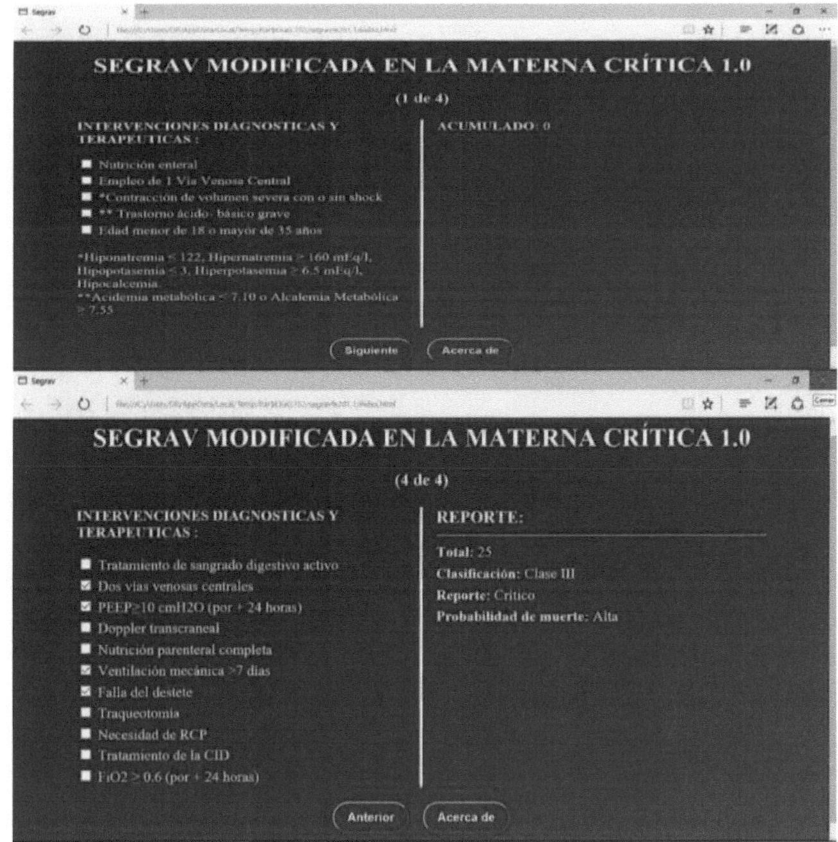

ANEXO 4

Organización de las pacientes estudiadas según grupo de edades

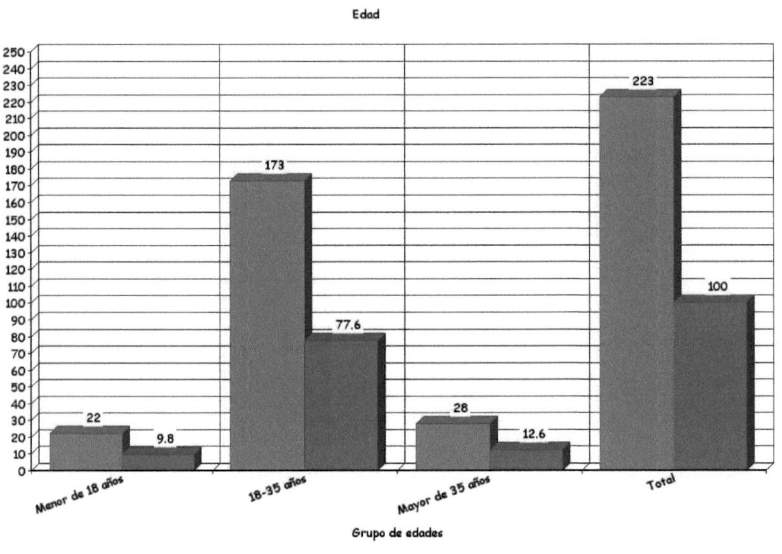

ANEXO 5

Causas de ingreso de las pacientes estudiadas en la Unidad de Cuidados Intensivos

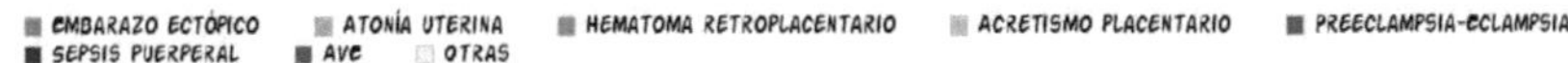

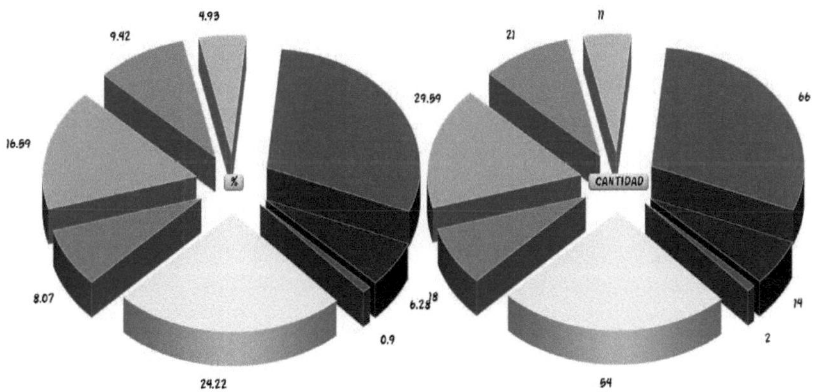

Índice

Dedicatoria... iii

Agradecimientos...v

RESUMEN vii

ABSTRACT vii

INTRODUCCIÓN 1

PROBLEMA CIENTÍFICO... 6

OBJETIVOS 7

CARACTERÍSTICAS GENERALES DE LA INVESTIGACIÓN 8

ANÁLISIS Y DISCUSIÓN DE LOS RESULTADOS 14

CONCLUSIONES 24

RECOMENDACIONES 25

REFERENCIAS BIBLIOGRÁFICAS 26

ANEXO 1 31

ANEXO 2 32

ANEXO 3 33

ANEXO 4 34

ANEXO 5 35

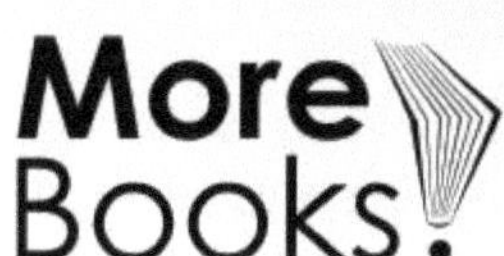

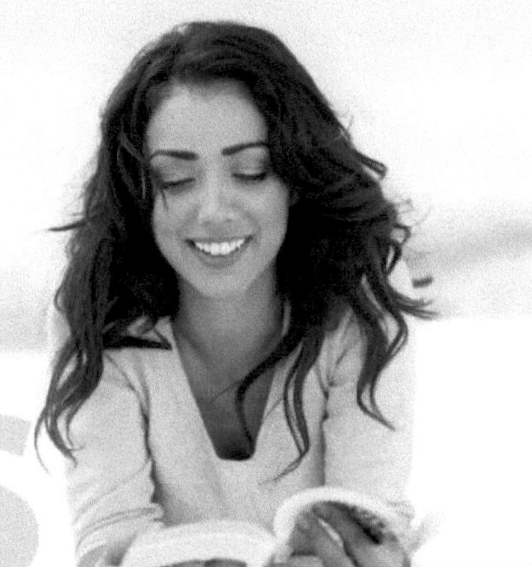

Buy your books fast and straightforward online - at one of world's fastest growing online book stores! Environmentally sound due to Print-on-Demand technologies.

Buy your books online at
www.morebooks.shop

¡Compre sus libros rápido y directo en internet, en una de las librerías en línea con mayor crecimiento en el mundo! Producción que protege el medio ambiente a través de las tecnologías de impresión bajo demanda.

Compre sus libros online en
www.morebooks.shop

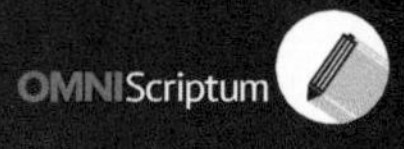

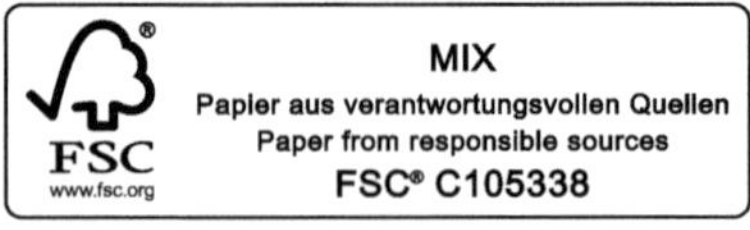